목차

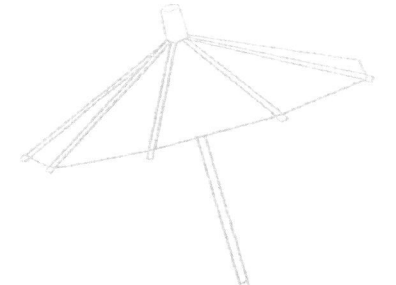

붕어빵 …… 2	어묵 …… 14
김장 …… 3	매화 …… 15
눈사람 …… 4	얼음낚시 …… 16
동백꽃 …… 5	팥죽 …… 17
굴 …… 6	고드름 …… 18
빙판 썰매 …… 7	호떡 …… 19
군고구마 …… 8	스케이트 …… 20
크리스마스 트리 …… 9	수선화 …… 21
방한용품 …… 10	눈썰매 …… 22
세배 …… 11	계란빵 …… 23
떡국 …… 12	군밤 …… 24
눈싸움 …… 13	

따끈따끈 맛있는 붕어빵

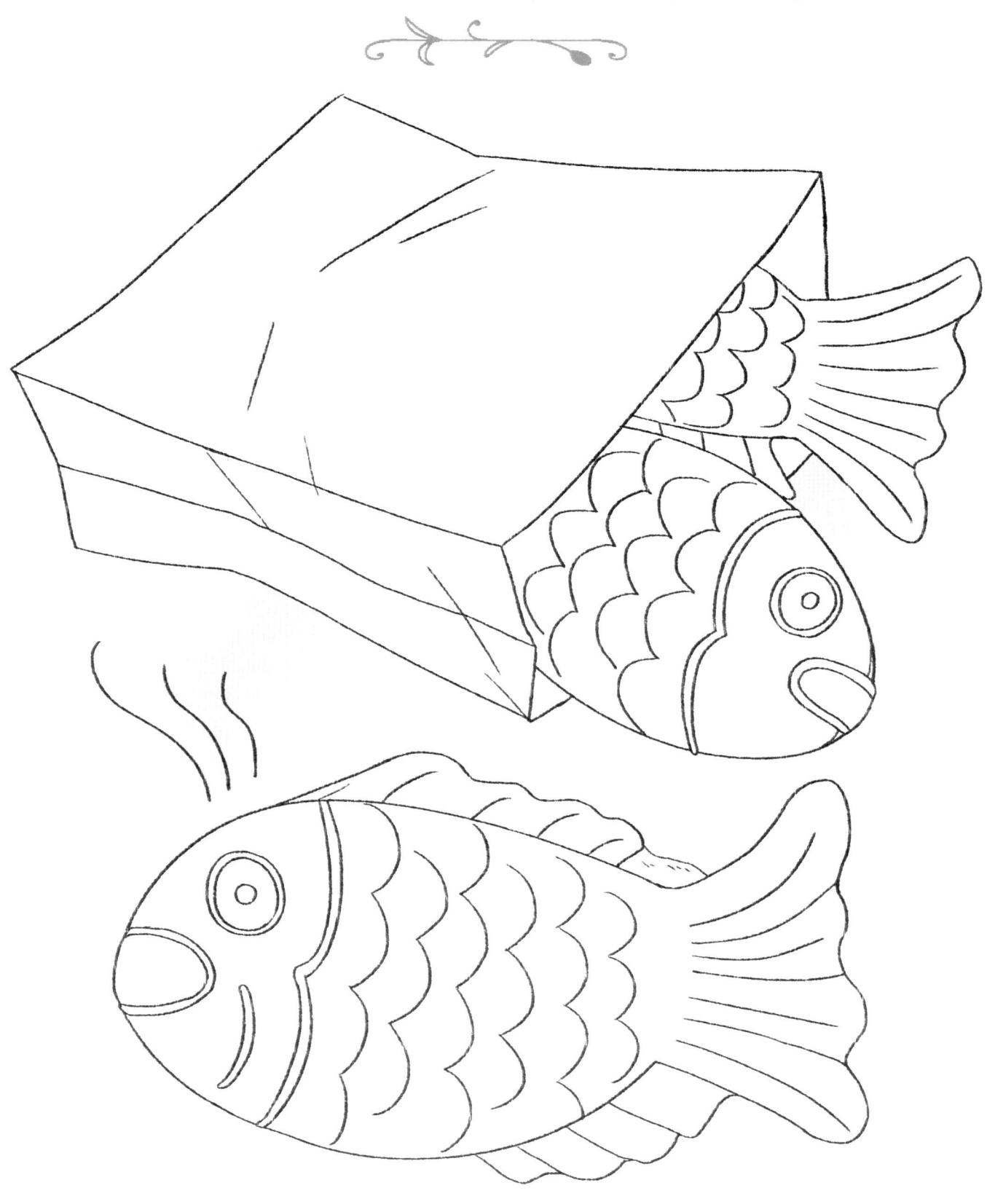

붕어빵을 먹을 때 어디부터 드시나요?

아삭한 김치를 만드는 김장

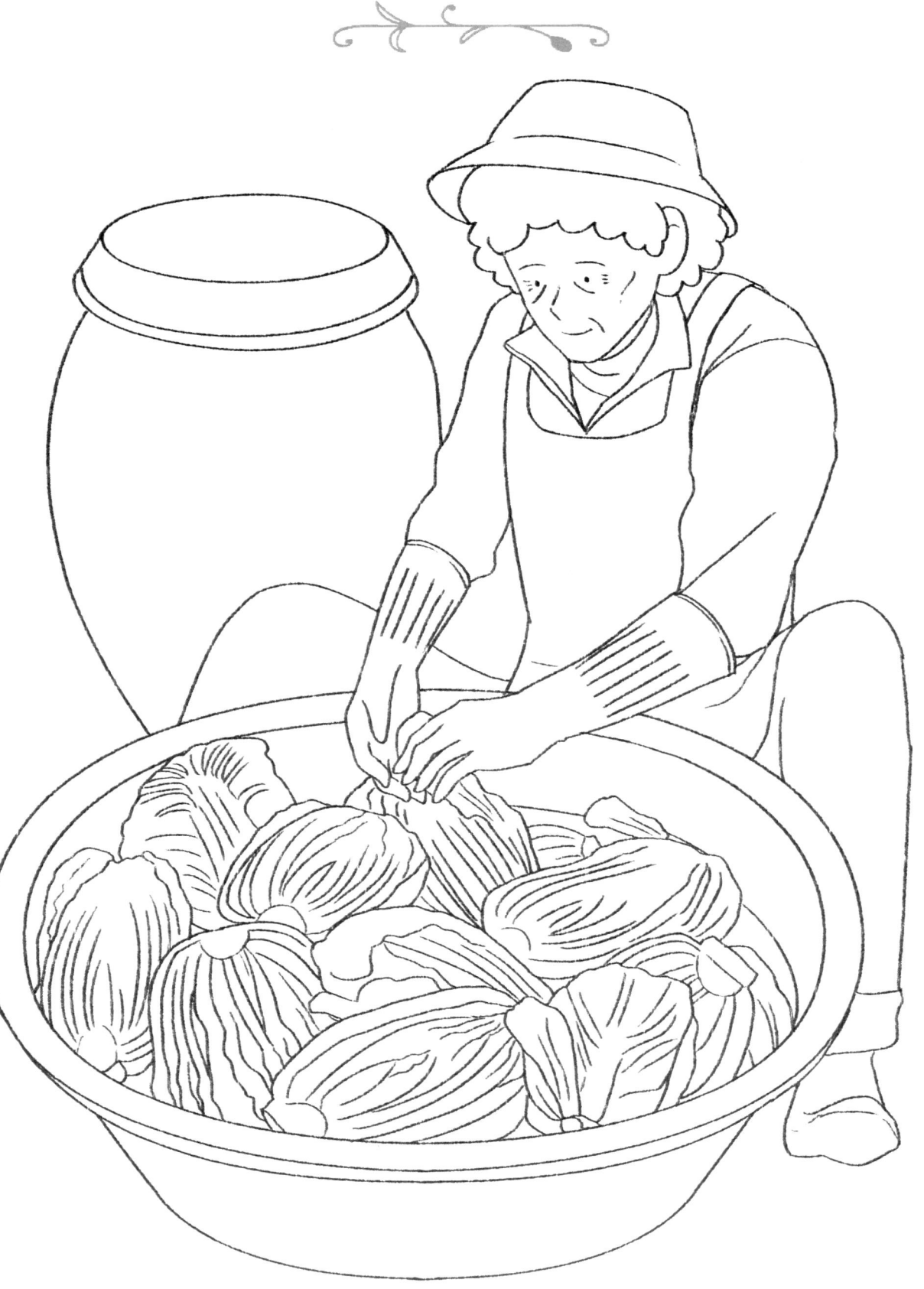

내가 가장 좋아하는 김치는 무엇인가요?

겨울에 찾아오는 친구, 눈사람

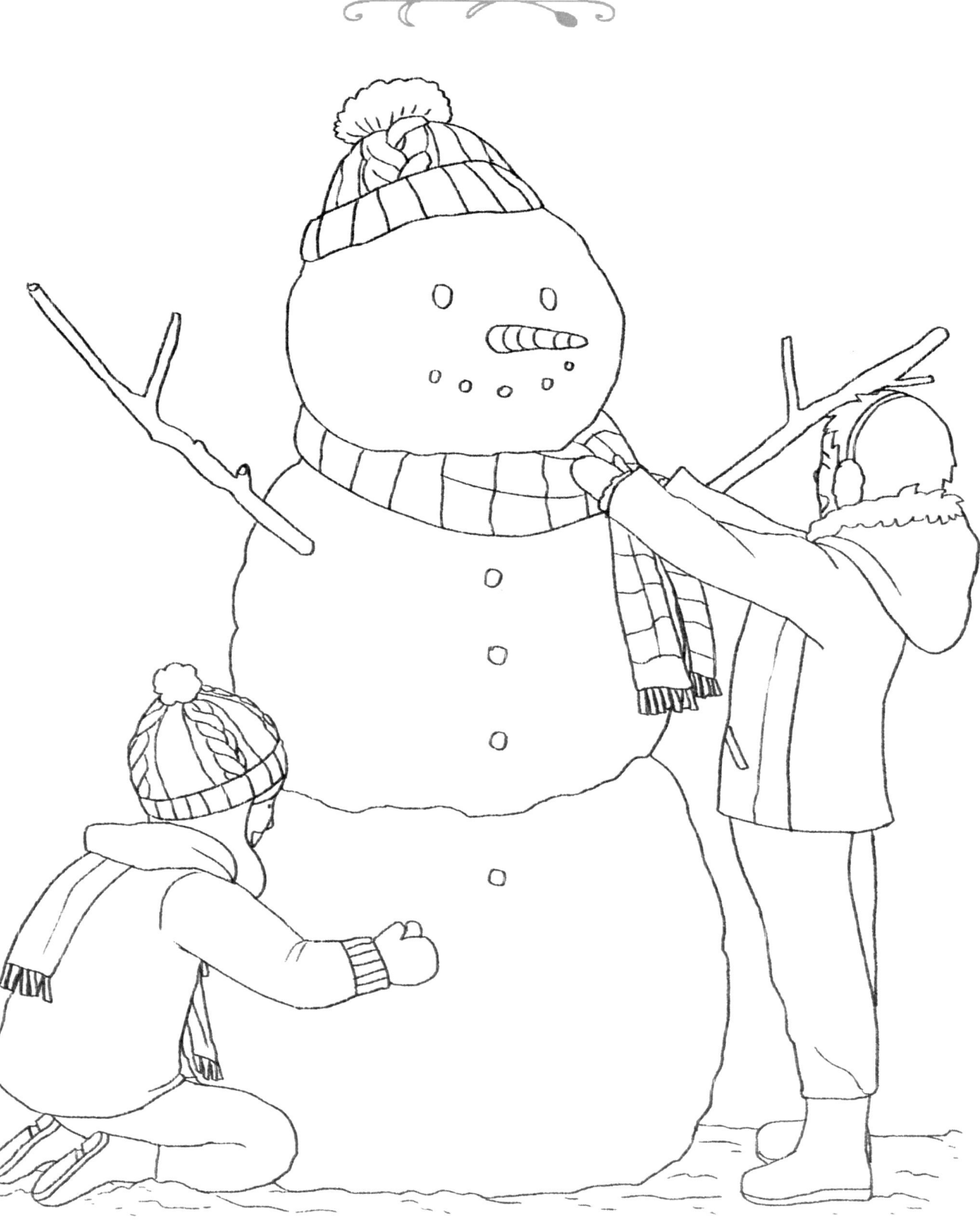

눈사람을 만들어 본 적이 있으신가요?

붉은 꽃잎의 동백꽃

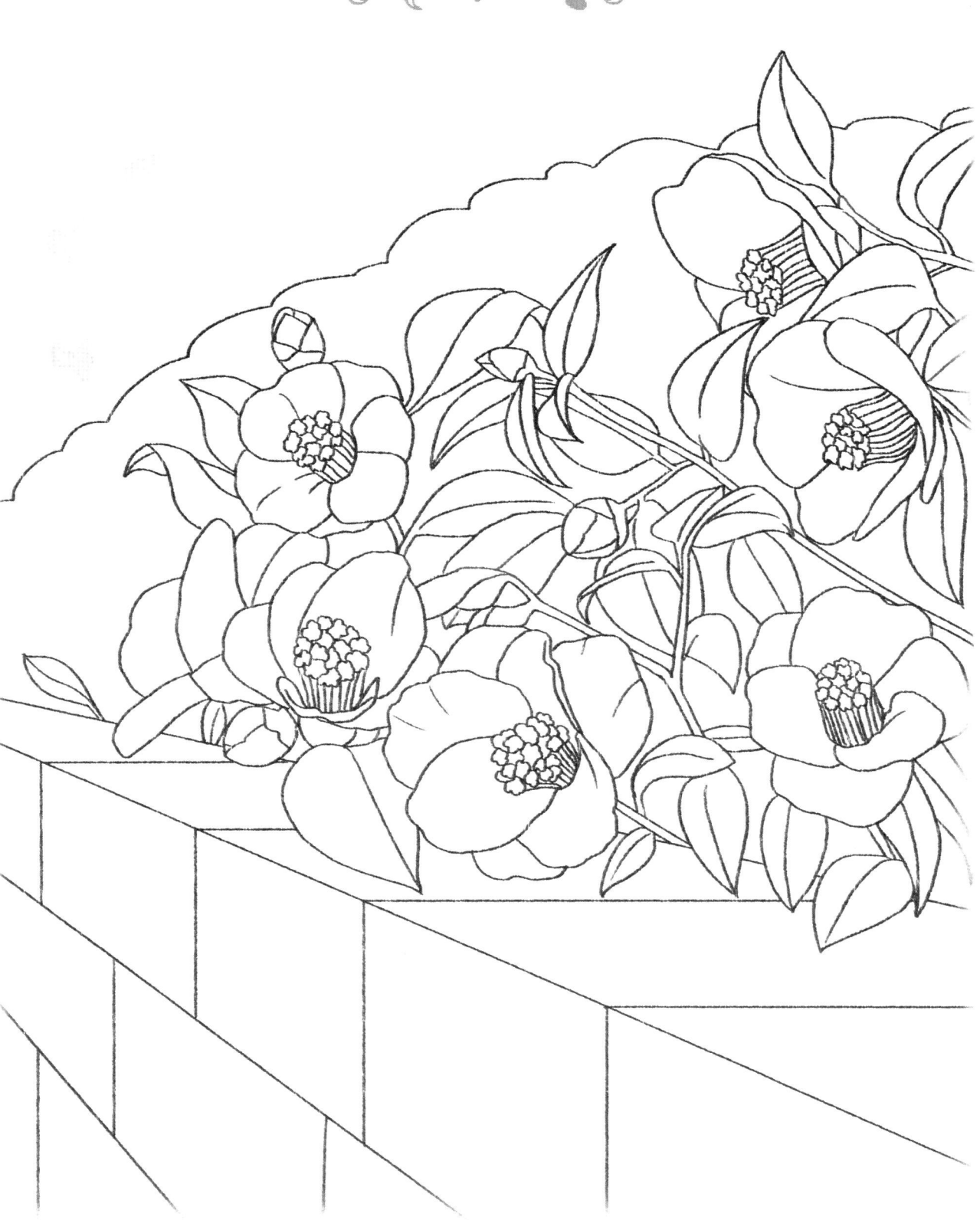

동백꽃을 보면 어떤 기분이 드나요?

겨울 제철 과일 귤

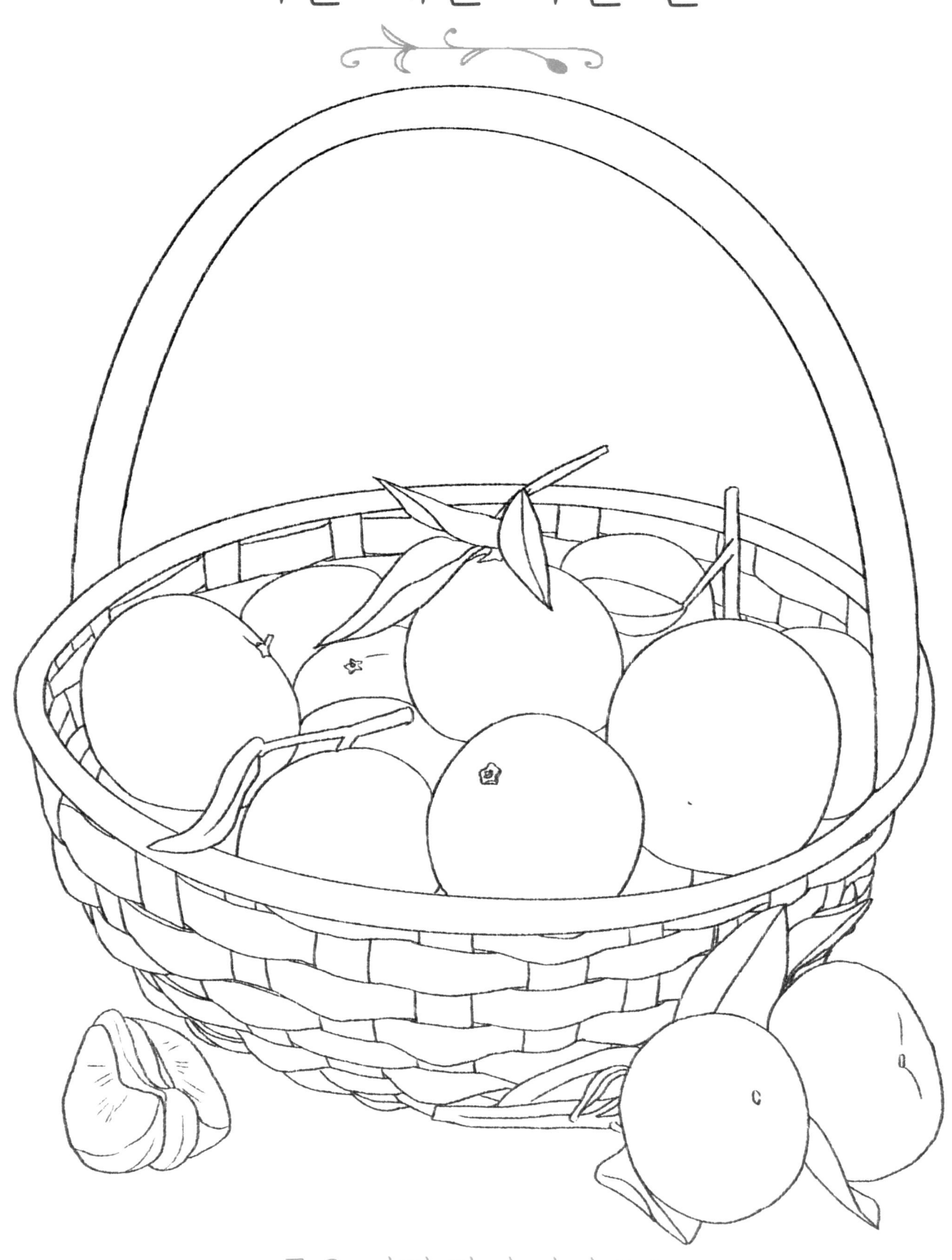

귤은 어떤 맛이 나나요?

신나는 빙판 썰매

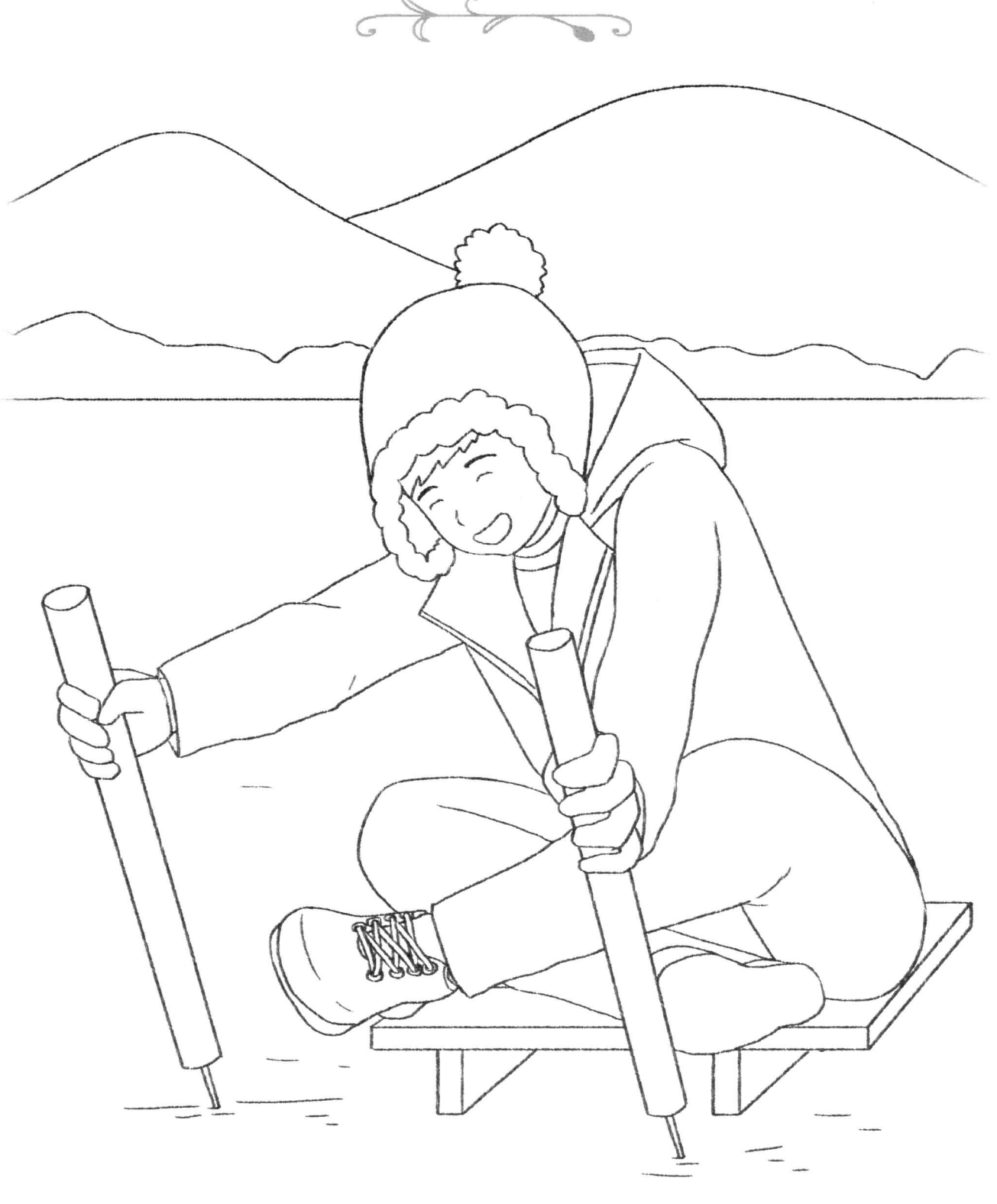

빙판 썰매를 타보신 적이 있나요?

따끈따끈 군고구마

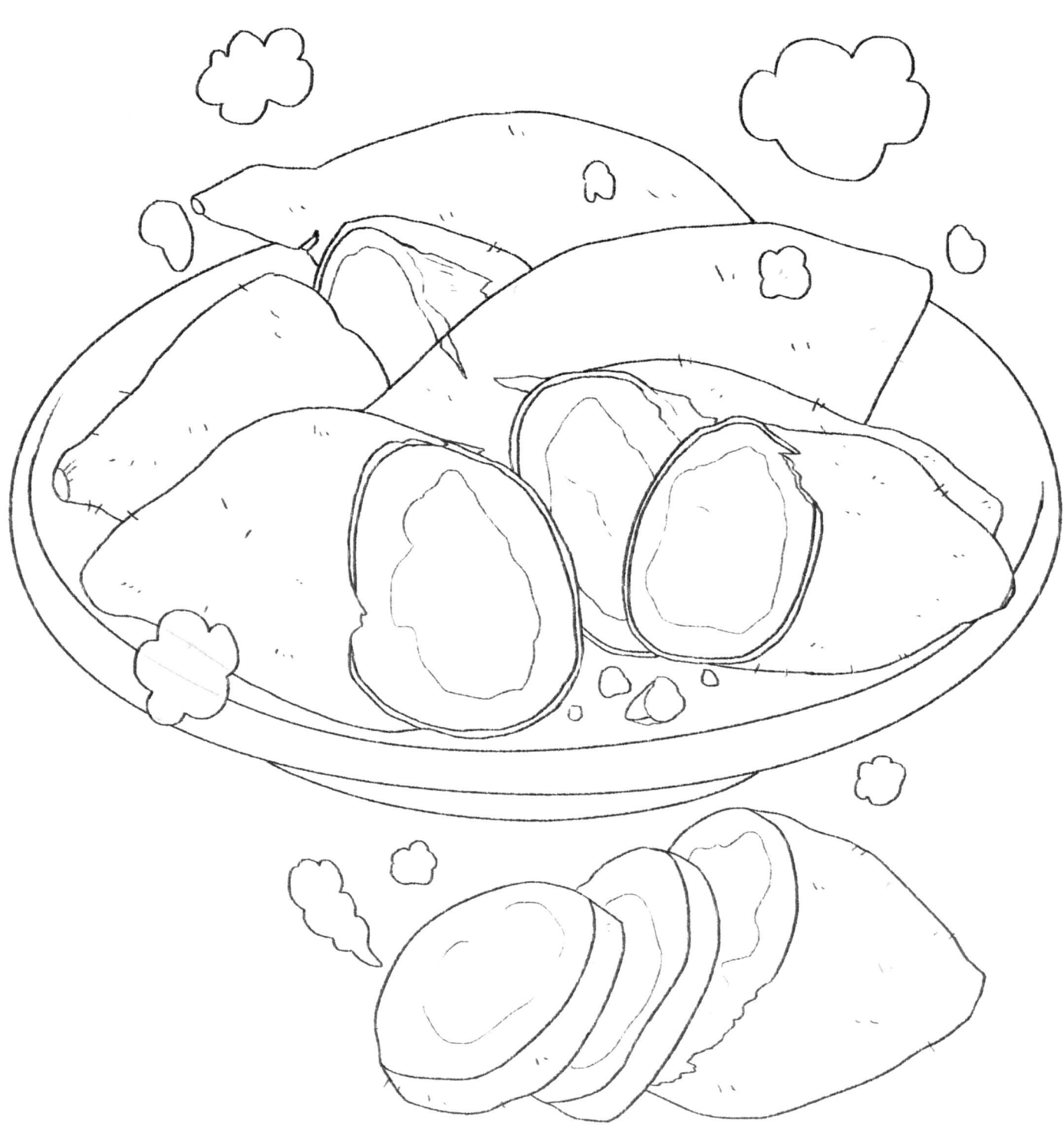

어떻게 조리한 고구마를 가장 좋아하시나요?

반짝반짝 크리스마스트리

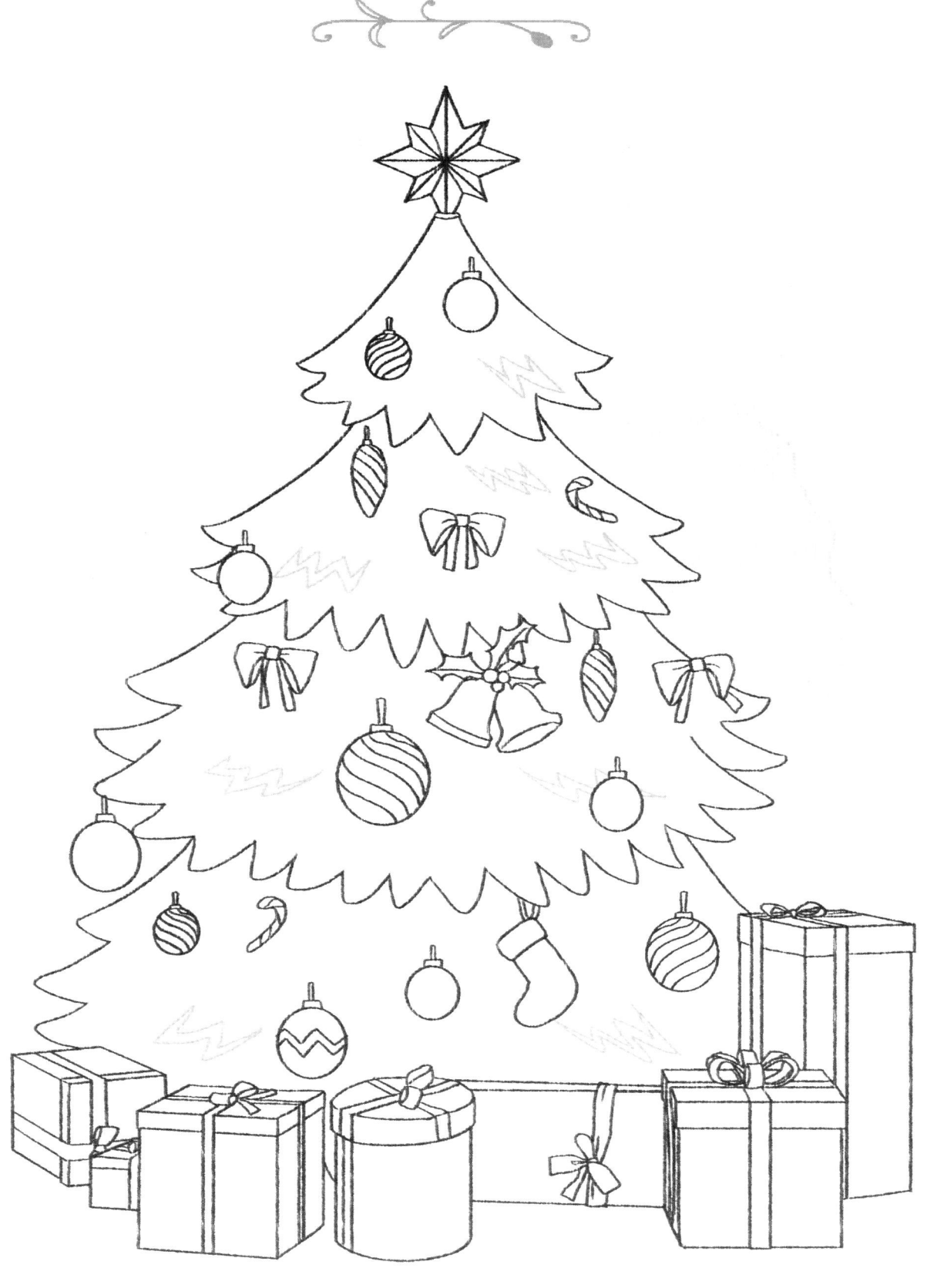

가장 기억에 남는 선물은 무엇인가요?

따뜻한 방한용품

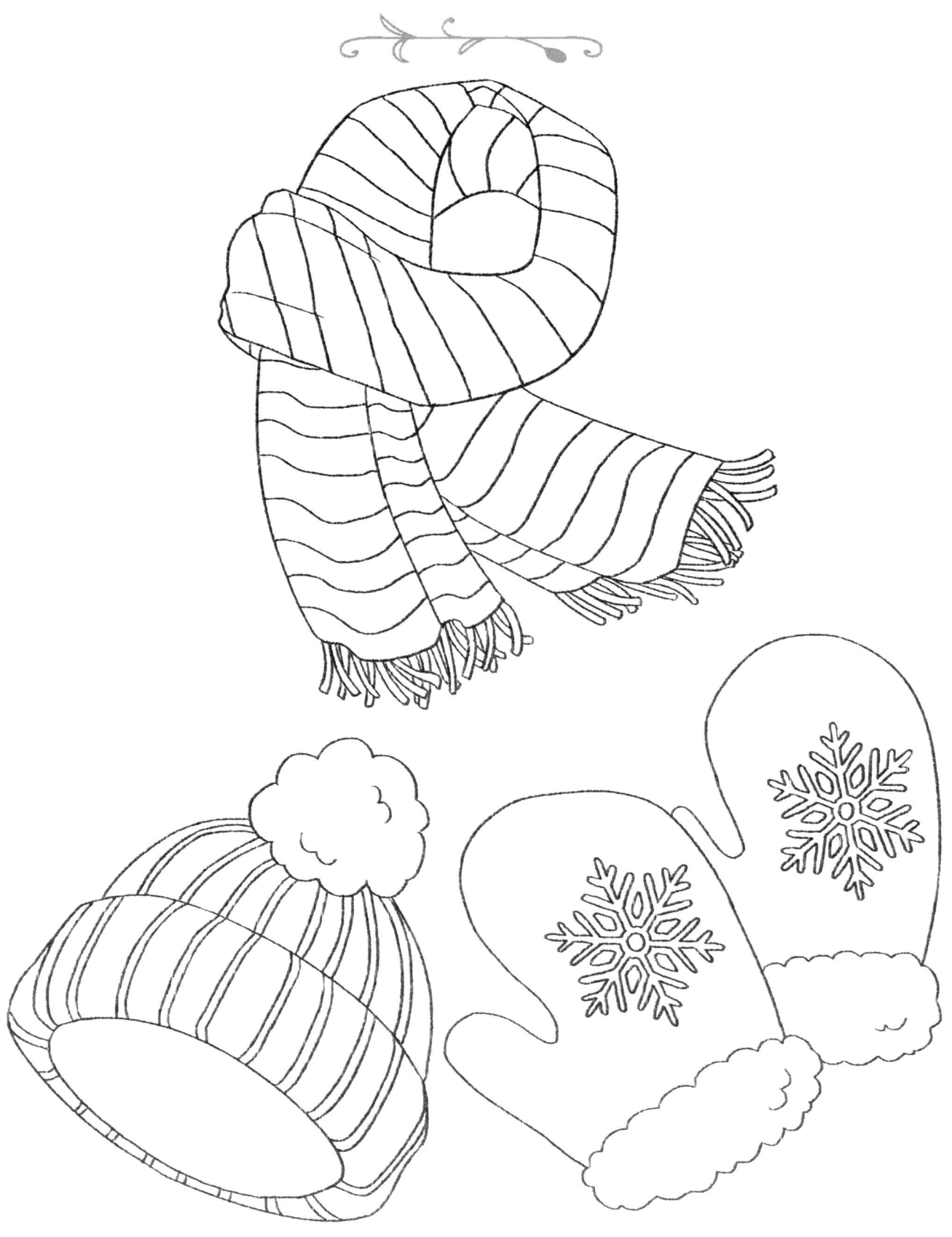

내가 주로 이용하는 방한용품은 무엇인가요?

설날에 받는 세배

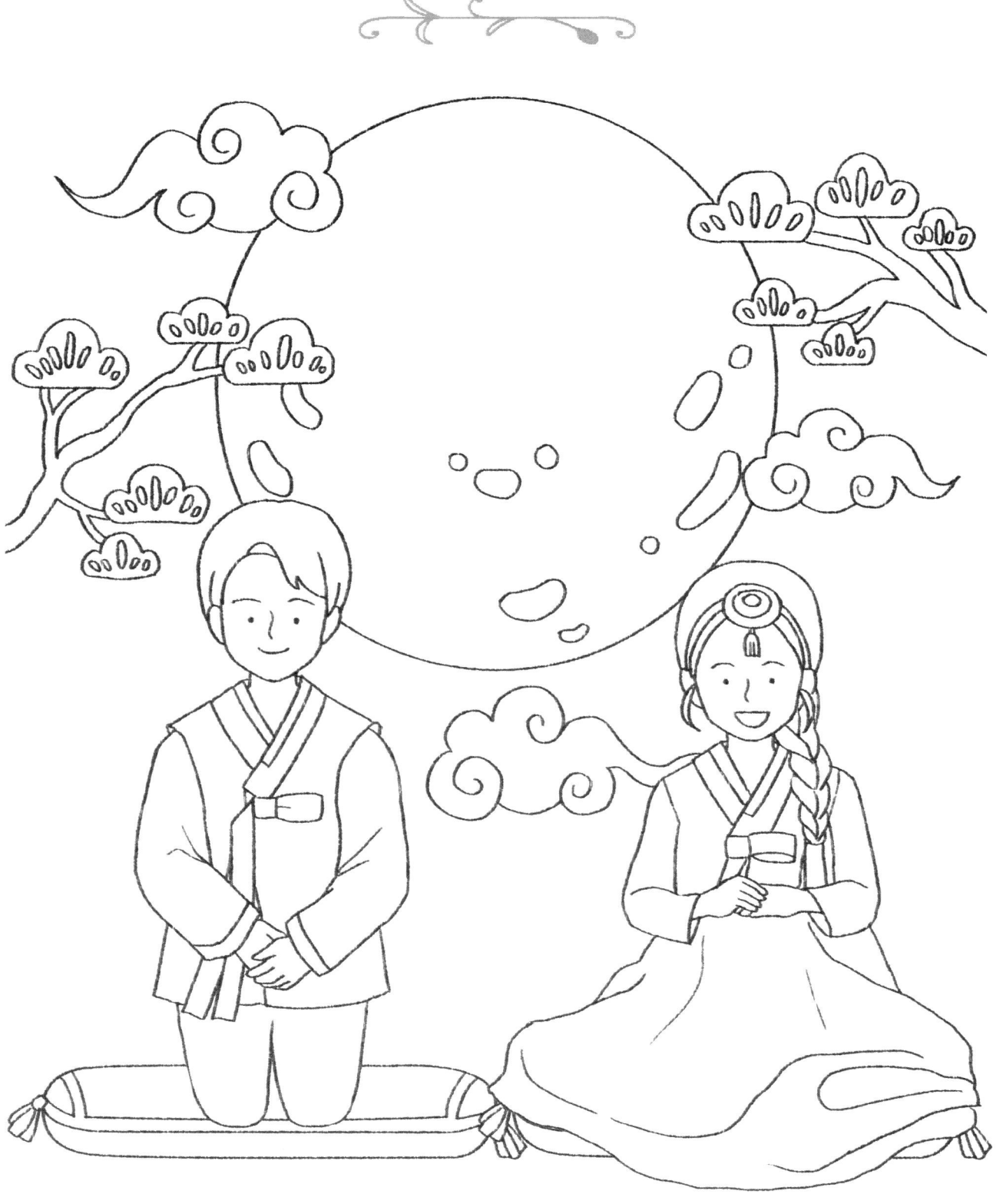

설날에 있었던 즐거운 일을 말씀해 보세요.

속이 든든한 떡국

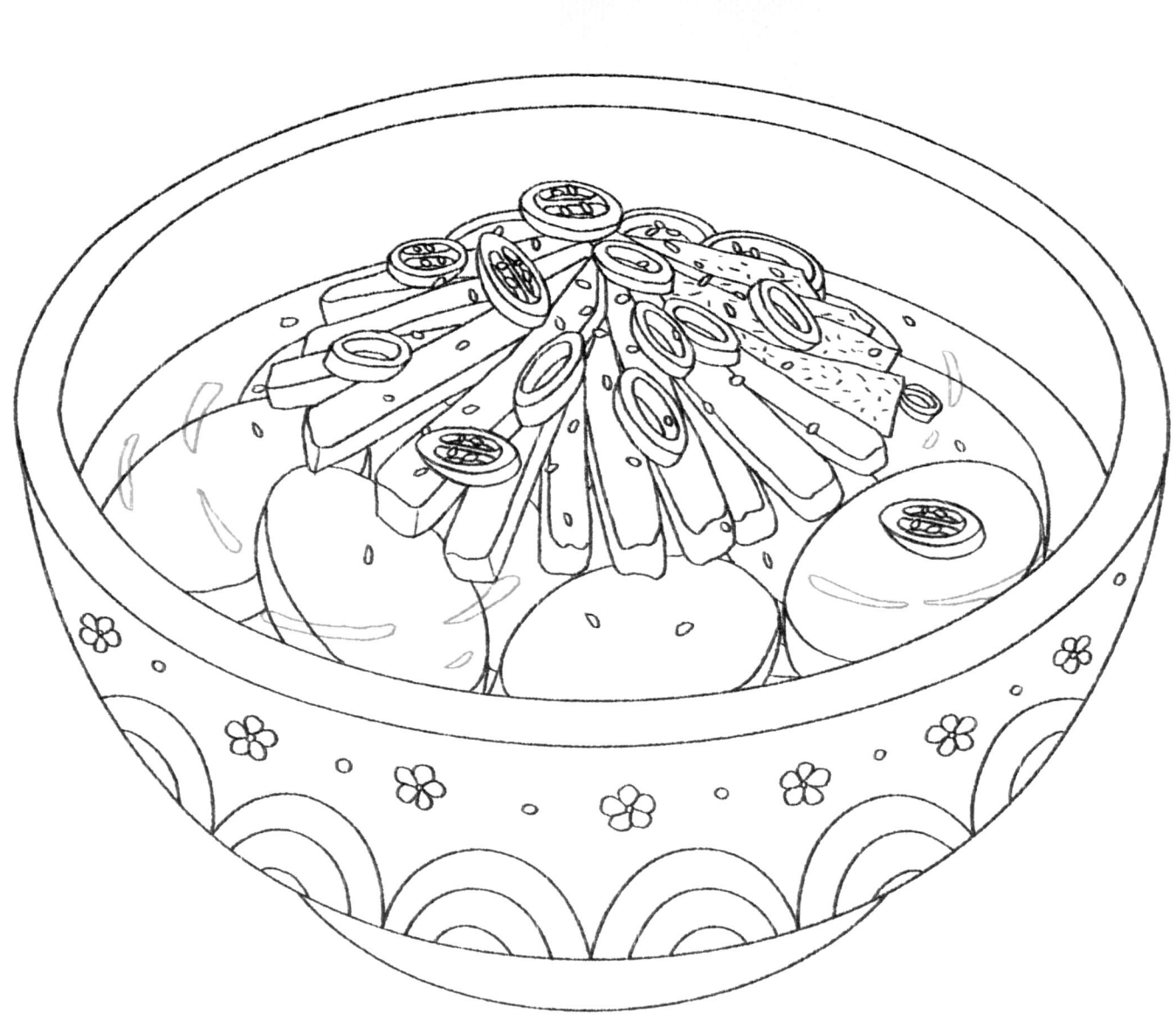

떡국에 어떤 재료를 넣는 것을 좋아하시나요?

신나는 눈싸움

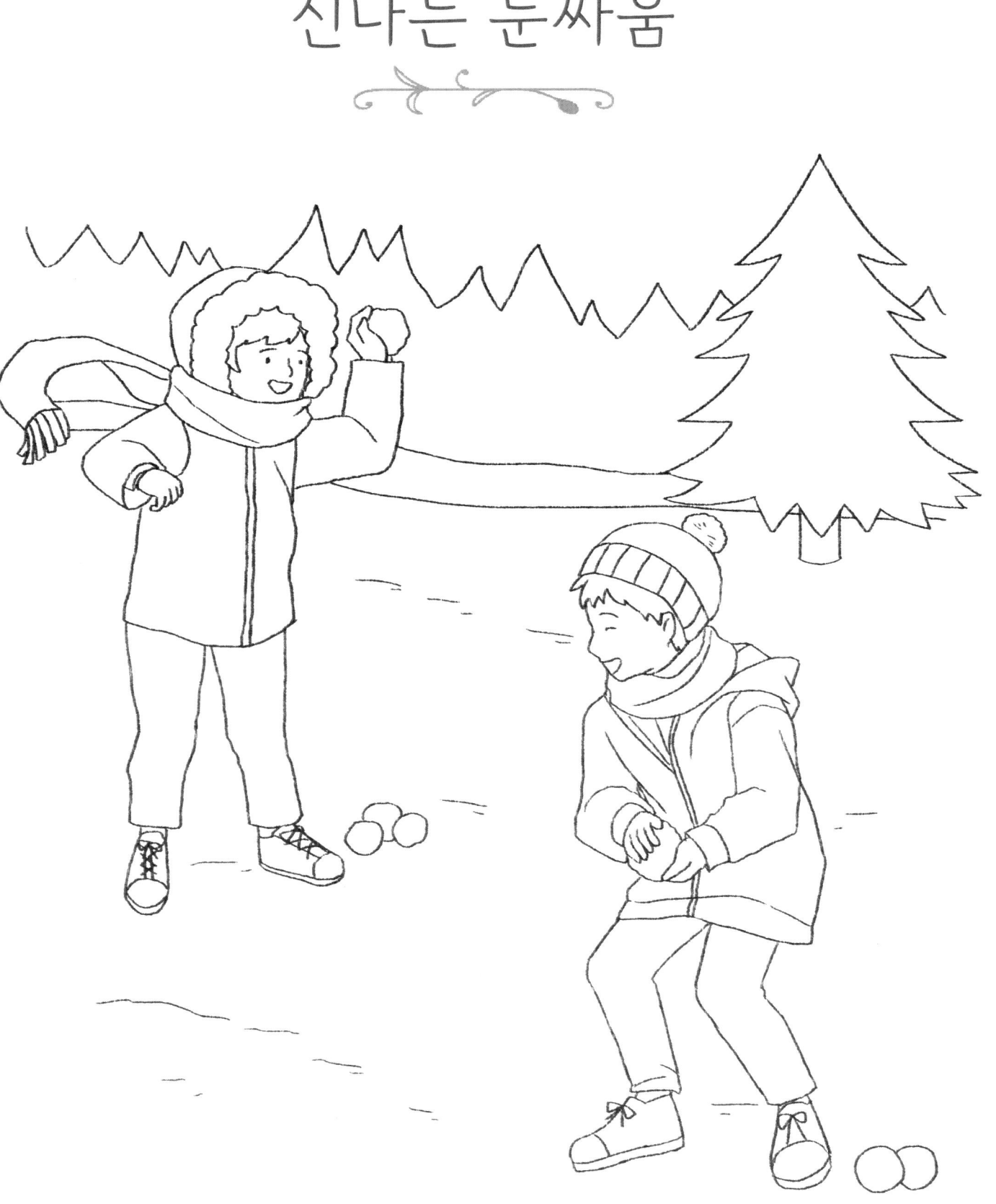

눈과 관련된 추억이 있으신가요?

겨울 간식, 어묵

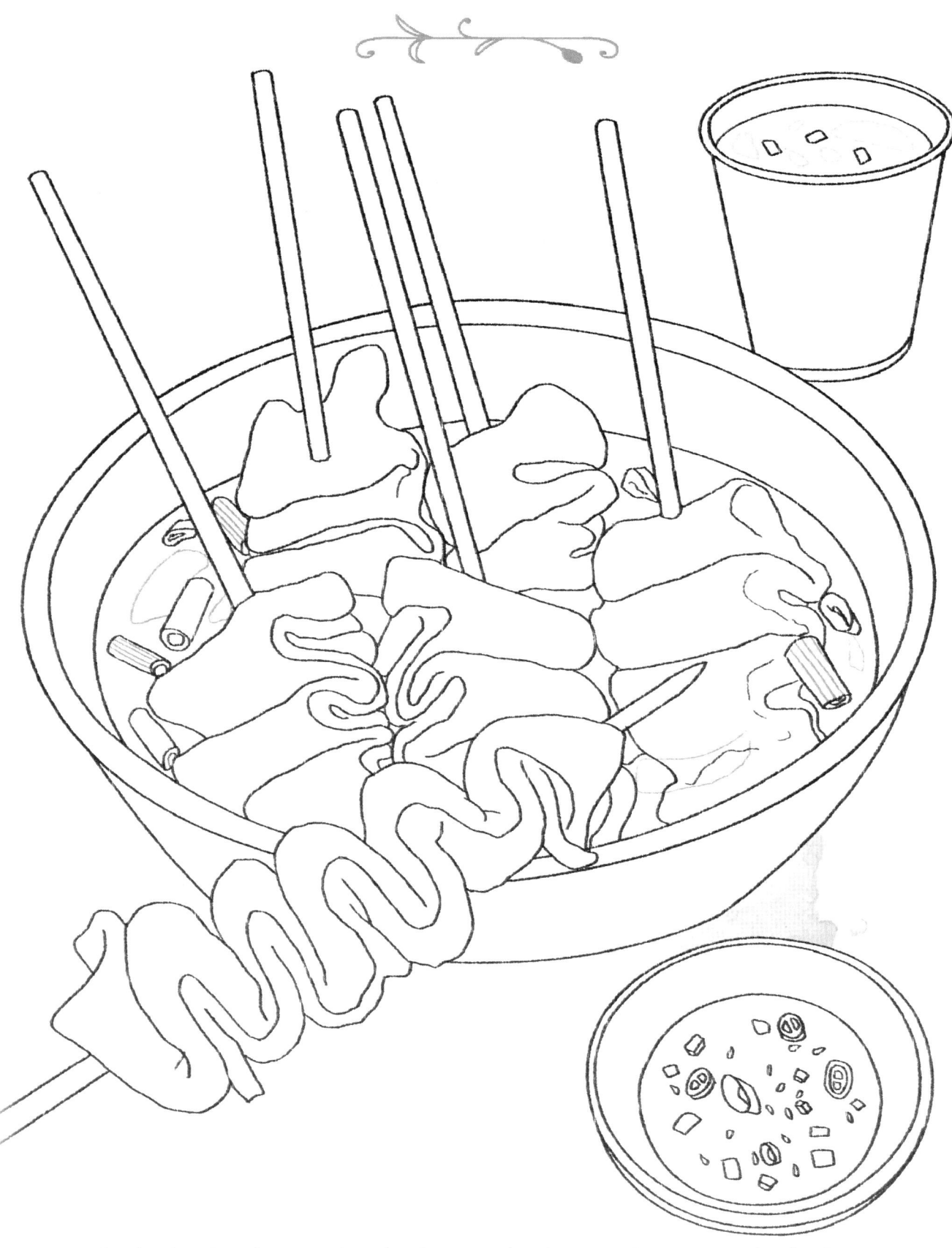

길거리 음식 중에 가장 좋아하는 것은 무엇인가요?

겨울에 피는 매화

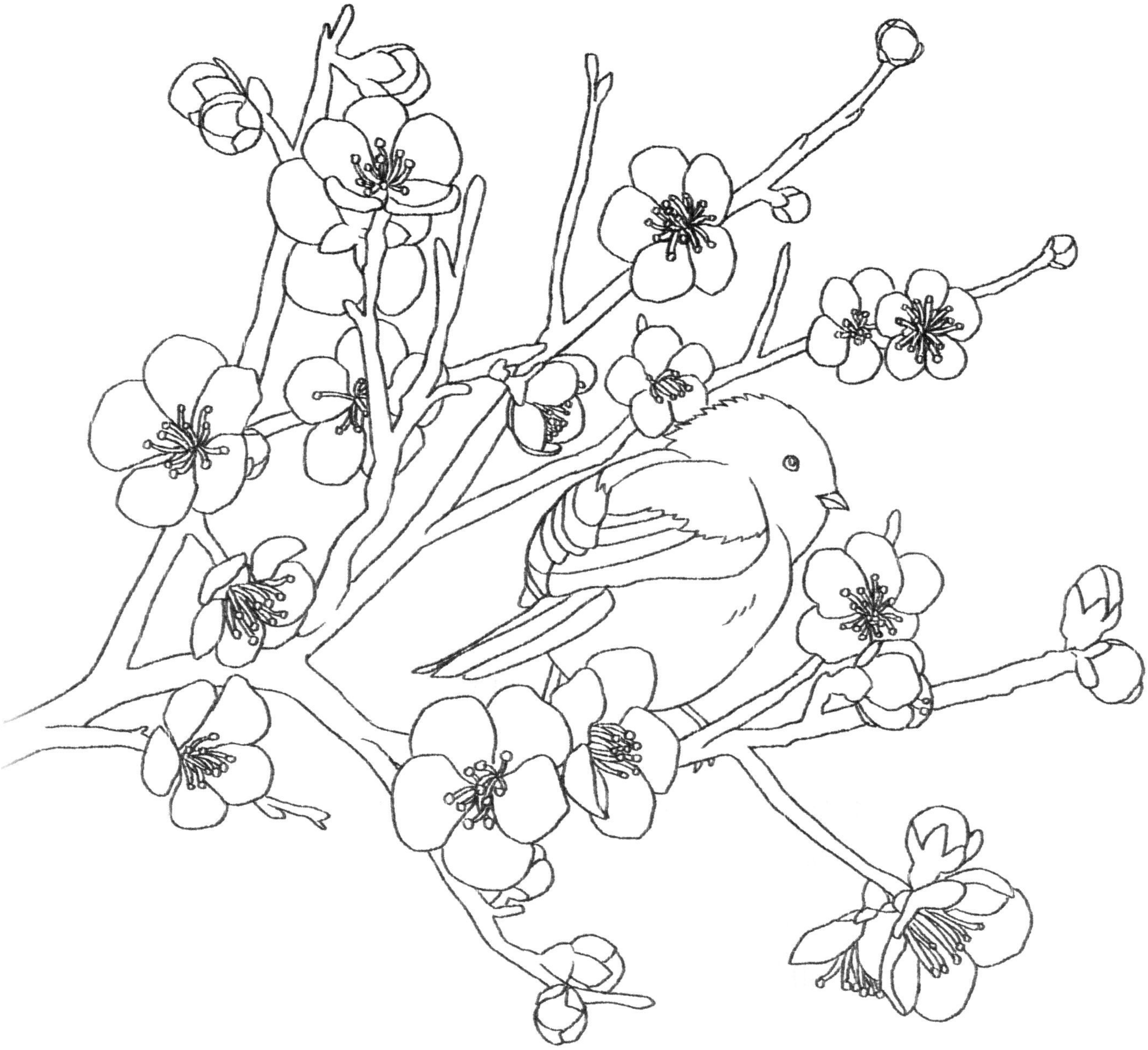

가장 최근에 매화를 본 장소는 어디인가요?

즐거운 얼음낚시

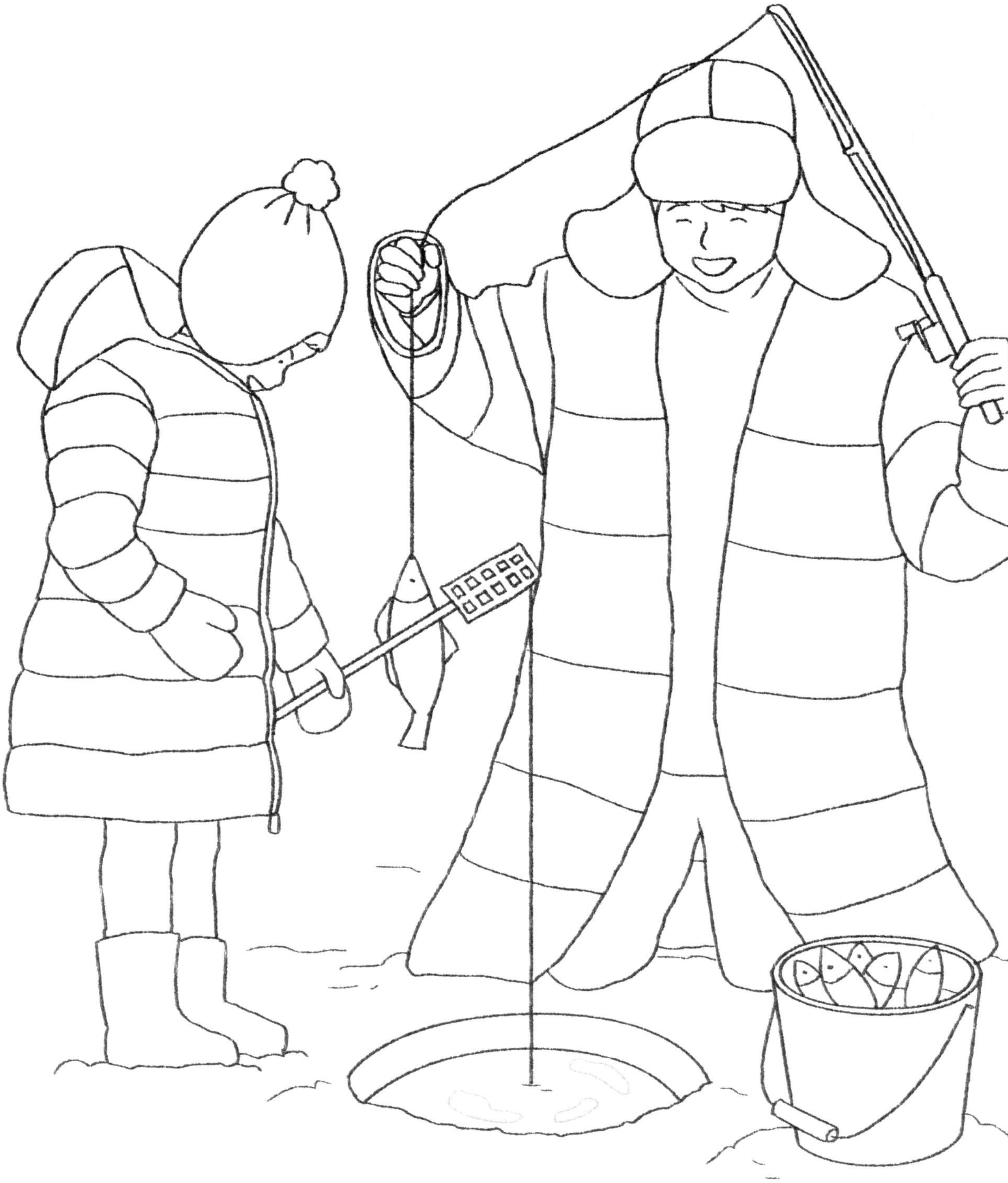

낚시를 해본 적이 있으신가요?

따뜻한 동지 팥죽

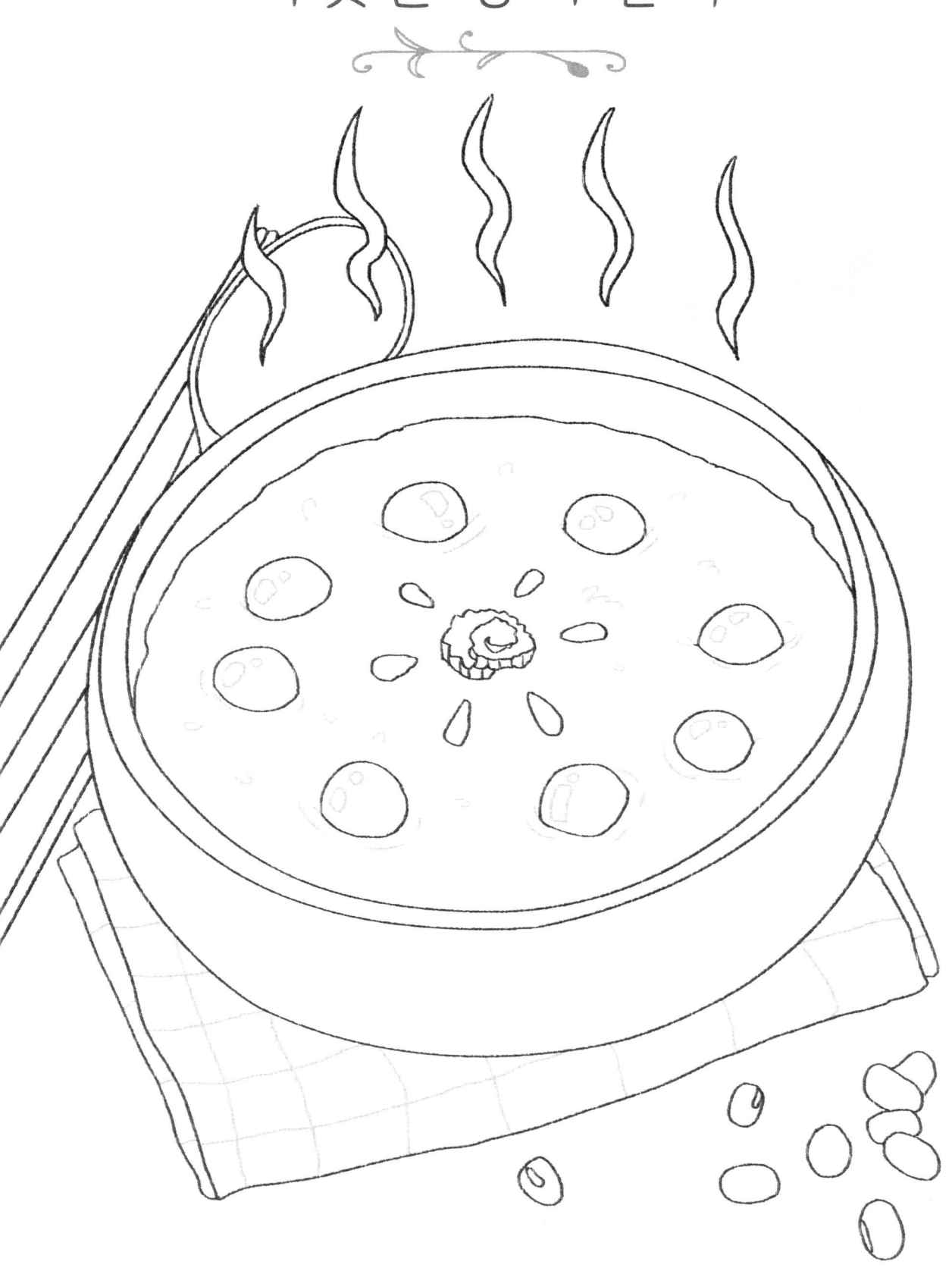

팥죽은 어떤 맛이 나나요?

처마 밑 고드름

고드름과 관련된 추억을 떠올려 보세요.

김이 모락모락 나는 호떡

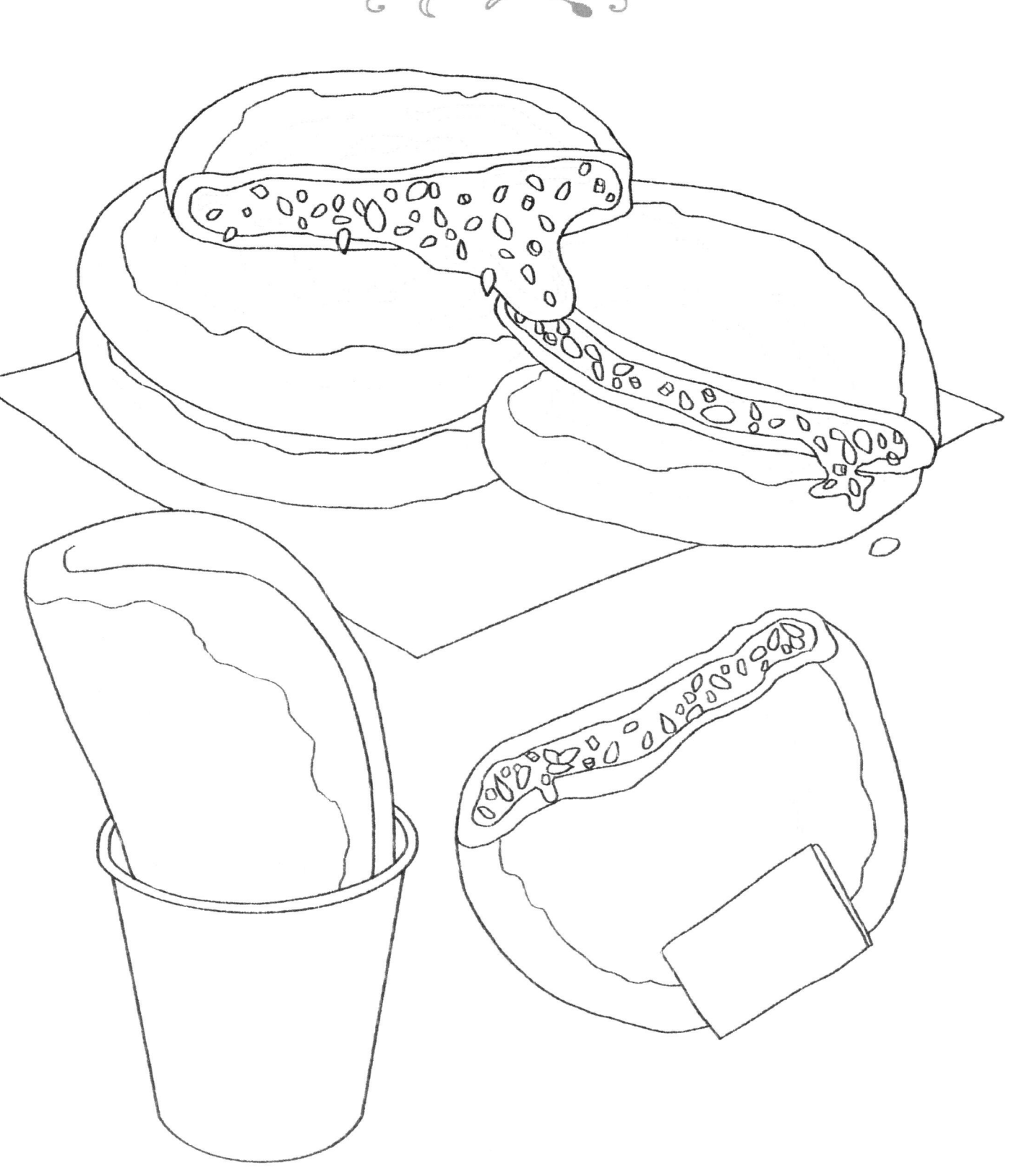

씨앗호떡과 꿀호떡 중 어떤 것을 더 좋아하시나요?

논두렁 스케이트

스케이트를 타본 적이 있으신가요?

눈 속에서 피어난 수선화

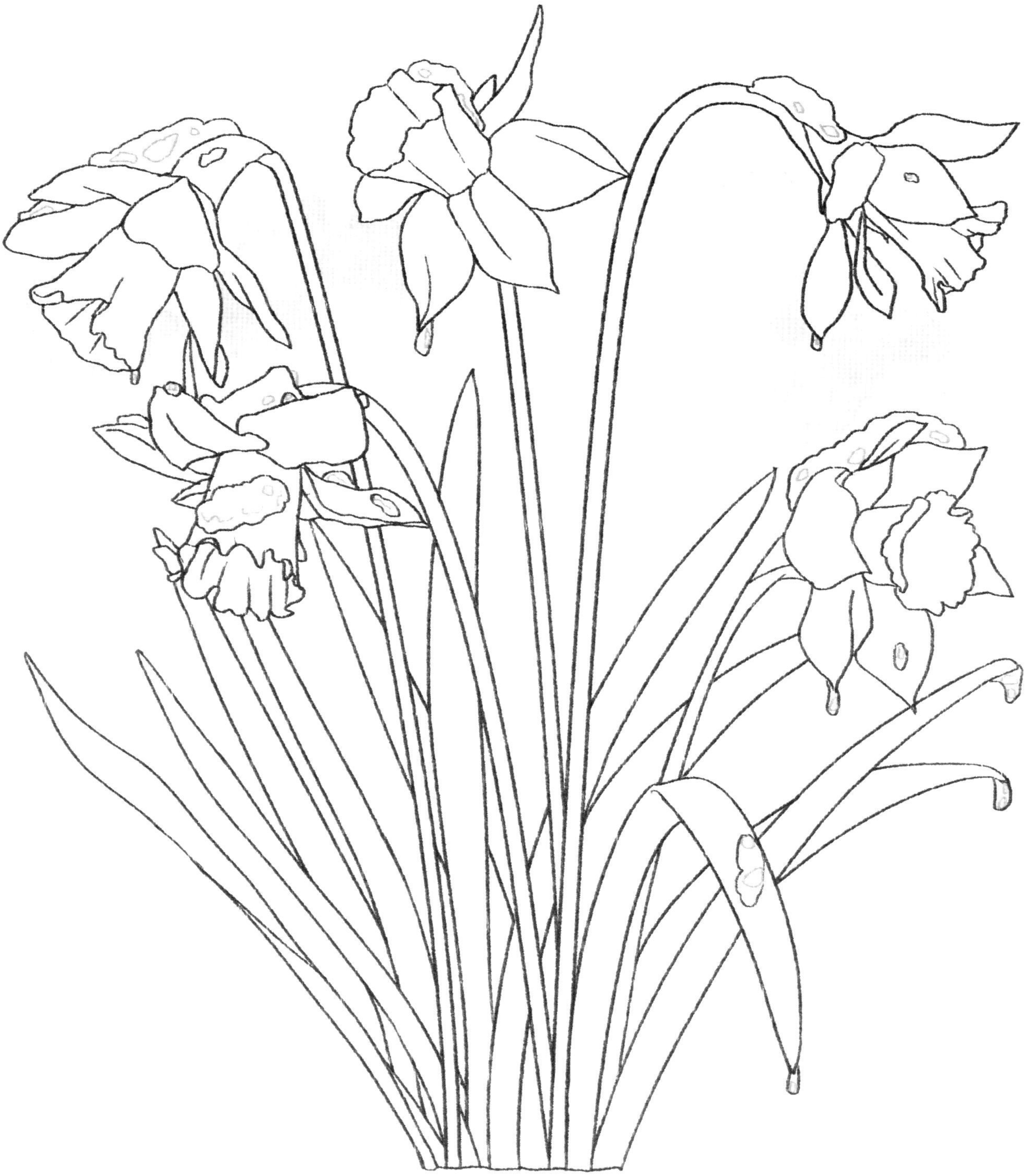

겨울을 견디는 꽃을 보면 어떤 생각이 드나요?

신나는 눈썰매

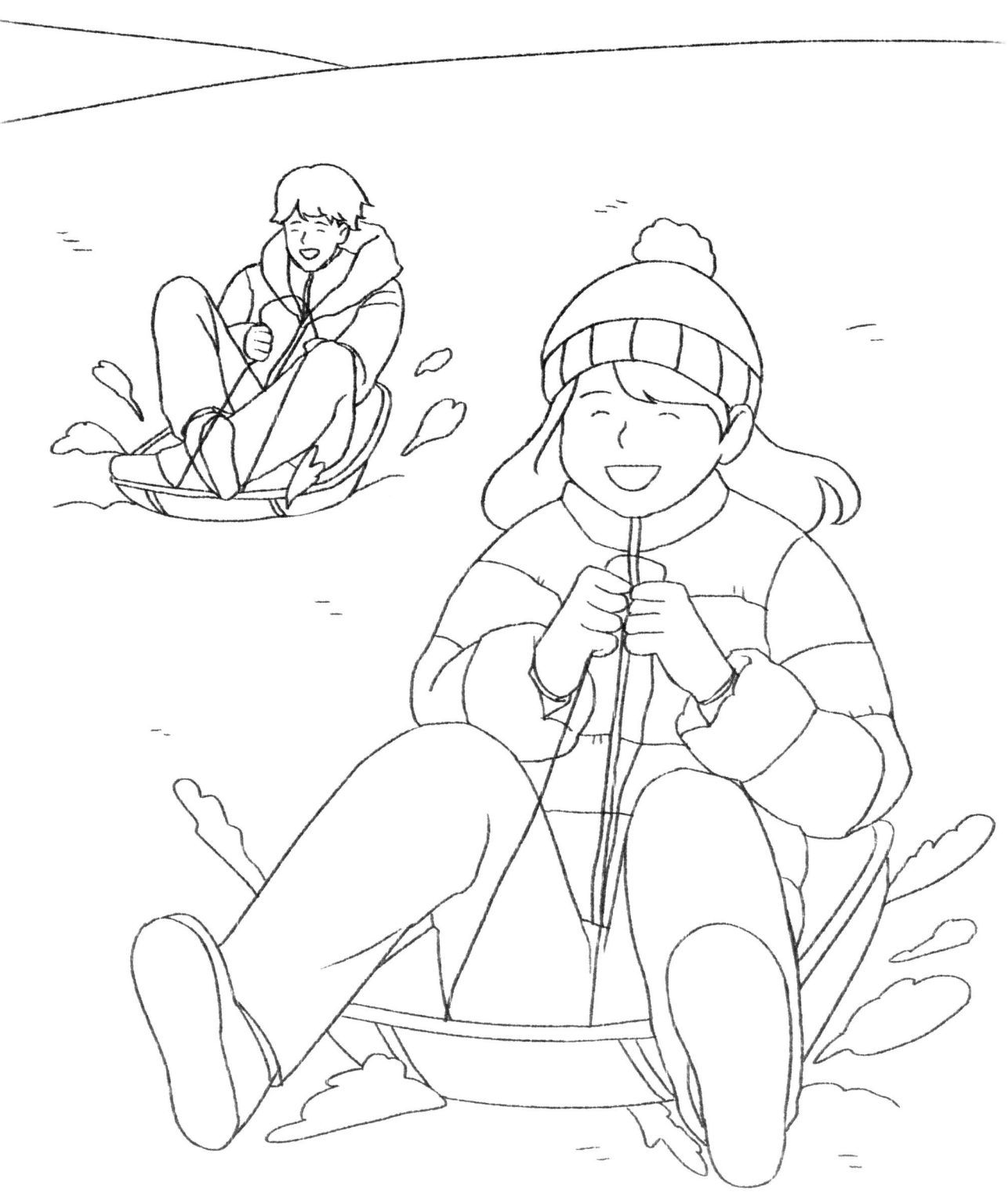

눈썰매를 타본 적이 있으신가요?

든든한 간식, 계란빵

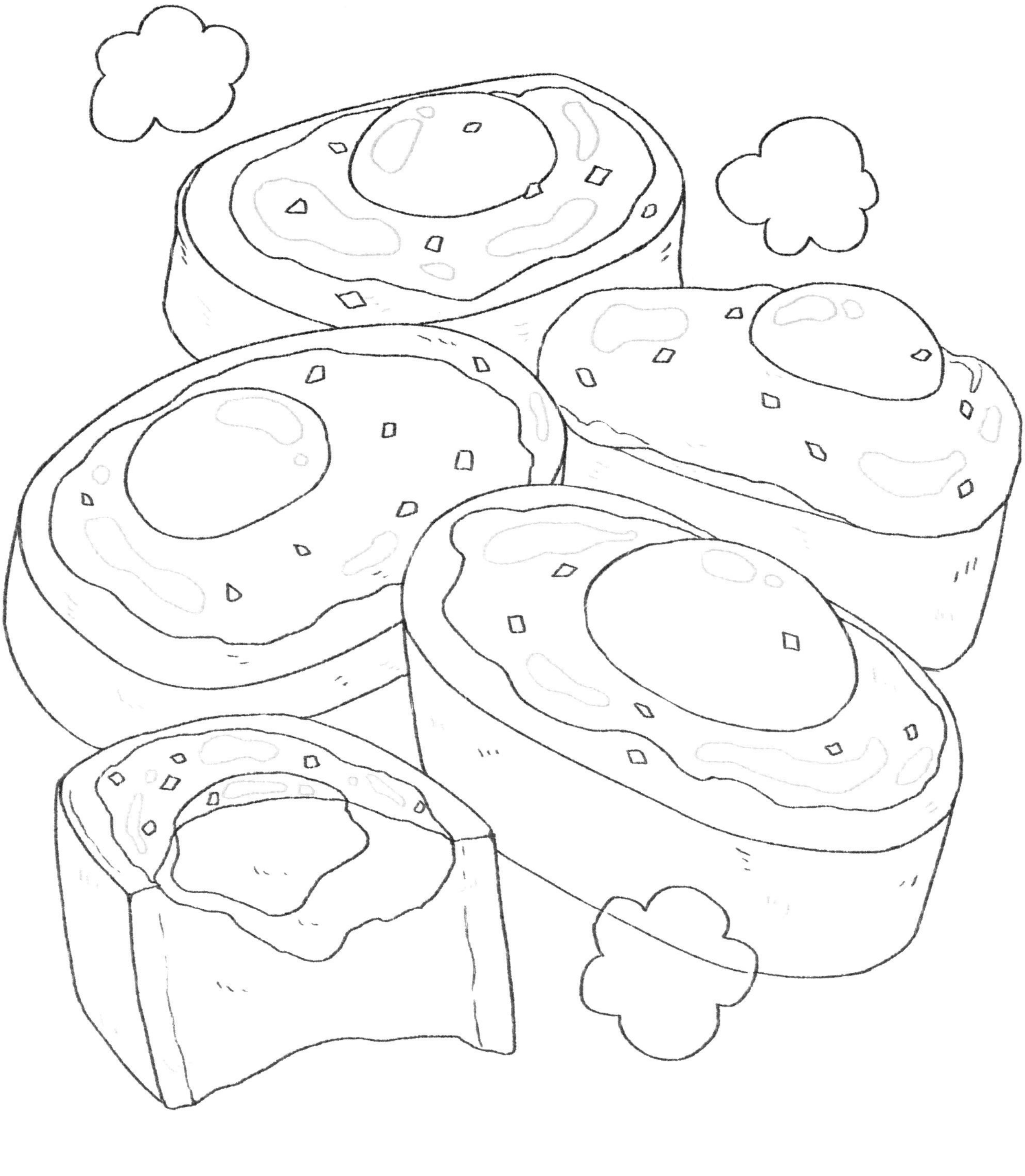

달걀 요리 중 가장 좋아하는 것을 말씀해 보세요.

화로 위 군밤

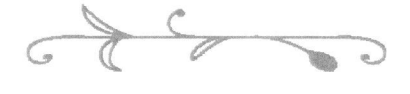

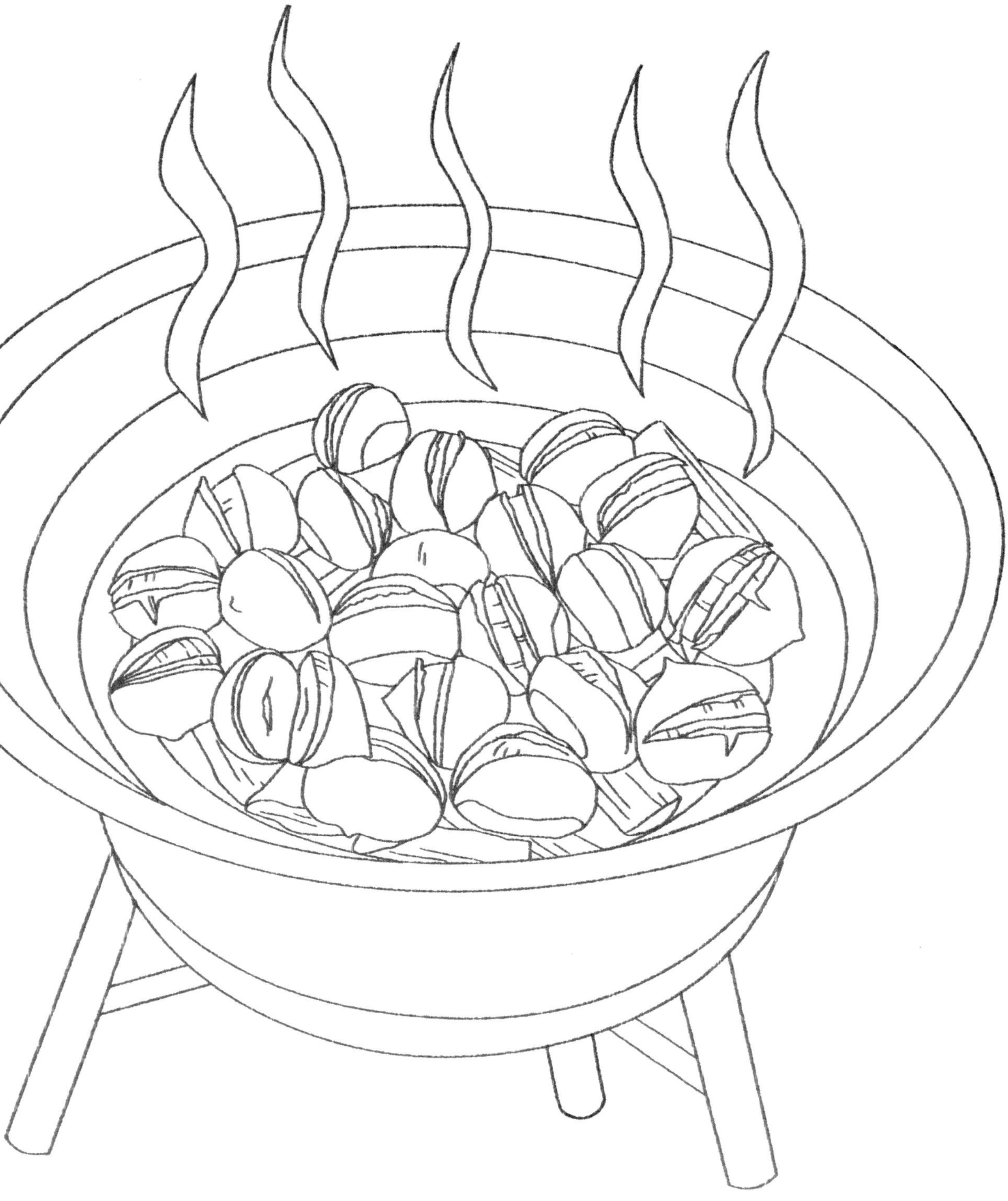

밤을 구우면 어떤 냄새를 맡을 수 있나요?